25c

25c

Dr L. GUIMARD

LES ORGANES GÉNITAUX

Leurs Maladies — *Leur Hygiène*

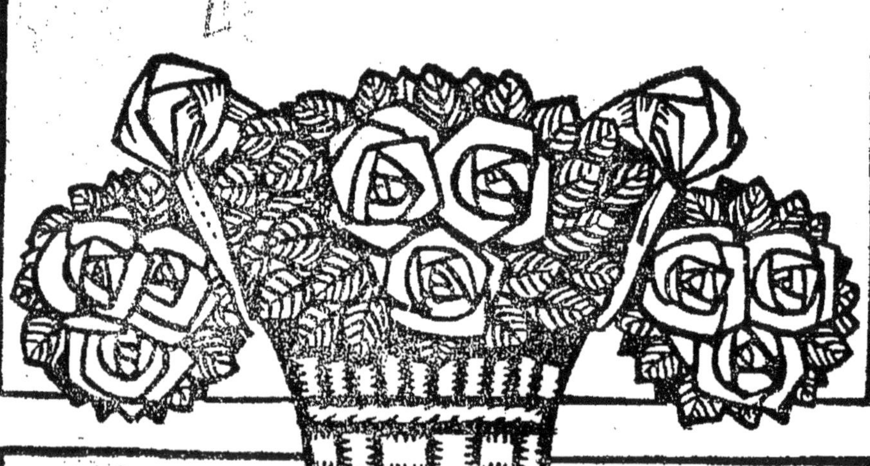

SOCIÉTÉ DES ÉDITIONS
LOUIS - MICHAUD
168, Bd SAINT-GERMAIN
PARIS

DOCTEUR L. GUIMARD

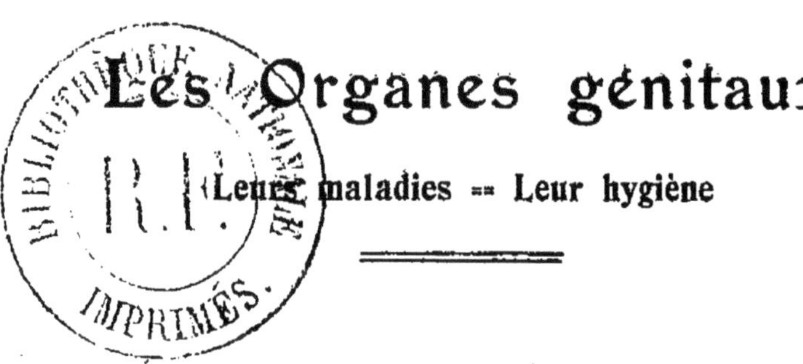

Les Organes génitaux

Leurs maladies — Leur hygiène

PAR SUITE d'une pruderie aussi mal comprise que malfaisante, on éprouve une sorte de honte à parler des organes génitaux, de leurs fonctions, de leurs maladies; dans l'éducation des enfants on feint d'ignorer leur existence, ce qui a pour simple effet de développer la curiosité, la dissimulation et l'hypocrisie.

Il nous semble, au contraire, qu'il est désirable de traiter ces choses avec franchise et l'objet des lignes qui vont suivre est de donner une description sommaire, mais exacte, des organes de la reproduction, de leur fonctionnement et de leurs principales maladies.

I. LES ORGANES MASCULINS

Les organes génitaux de l'homme se composent de deux testicules, auxquels font suite deux épididymes, deux canaux déférents, deux vésicules séminales, deux canaux éjaculateurs, venant se réunir au niveau de la prostate et s'ouvrir dans le canal de l'urèthre qui traverse la verge.

Les testicules sont deux glandes ovoïdes, à parois lisses, situées à l'état normal dans un repli de la peau, à la partie inférieure de l'abdomen. Avant la naissance, les testicules se trouvent dans l'abdomen et ce n'est qu'à ce moment qu'ils viennent occuper leur place normale : il y a quelquefois des arrêts dans ce développement et, chez certains sujets, un ou deux testicules peuvent rester dans la cavité abdominale ou dans le canal inguinal (*cryptorchidie*); cette malformation s'accompagne souvent d'un mauvais fonctionnement de l'organe.

Les testicules secrètent un liquide épais, le *sperme*, renfermant un nombre considérable de cellules libres et vivantes, qui sont les *spermatozoïdes ;* ces cellules, longues de cinq centièmes de millimètre, présentent un noyau, comme toutes les cellules, entouré d'une mince couche de substance (*protoplasma*,) formant une tête autour du noyau et s'effilant ensuite en forme de queue vibratile qui leur confère une grande mobilité.

A côté de leur rôle fondamental, qui est de sécréter le sperme, les testicules élaborent encore d'autres substances, assez peu connues, qui se déversent dans le sang et qui exercent une action puissante sur l'organisme tout entier; les sujets dont les testicules ne sont pas développés, ou auxquels ils ont été enlevés (*eunuques*) gardent toute leur vie une apparence infantile; leur voix ne mue pas, leurs formes restent graciles, leur système pileux ne se développe pas; ne possédant pas les organes de la virilité, ils n'en possèdent pas les attributs.

Les testicules sont parcourus par un système de canaux, ramifiés dans l'organe, rectilignes à leur sortie et qui redeviennent sinueux et se pelotonnent pour former l'*épididyme*, petit organe qui coiffe le testicule à la manière d'un cimier de casque, selon la comparaison classique.

Après avoir formé l'épididyme les canaux se réunissent et prennent le nom de *canaux déférents* qui, longs de 35 à 45 centimètres sur une épaisseur de 2 à 2 millim. 5, remontent vers l'abdomen, traversent le canal inguinal, et viennent se terminer au-dessous de la vessie; jusqu'à leur sortie du canal inguinal ils sont accompagnés par une artère et par des veines, avec lesquelles ils forment le *cordon spermatique;* ce sont les veines du cordon, lorsqu'elles deviennent variqueuses, qui donnent lieu au *varicocèle*. Le canal inguinal peut être élargi et laisser passer une anse de l'intestin ce qui donne lieu à une hernie inguinale.

A leur terminaison, les canaux déférents s'unissent avec les *vésicules séminales*, d'ampoules situées au-dessous de la vessie, formées par un canal ramifié et pelotonné, qui servent de réservoir au sperme.

A partir de leur union avec les vésicules séminales, les canaux déférents prennent le nom de *canaux éjaculateurs* qui, longs d'un demi-centimètre, traversent la *prostate*, organe glandulaire ayant la forme d'un cône aplati, situé au-dessous de la vessie, au niveau de son orifice, et se terminent dans l'*urèthre*.

Ce dernier conduit, qui est commun à l'urine et au sperme, provient de la vessie, traverse le périnée, puis la *verge*, où il est entouré par du tissu spongieux, les *corps caverneux*, parsemés de cavités dans lesquelles circule le sang; lorsque, sous une influence nerveuse ou une excitation génitale, le sang afflue à ce niveau, les corps caverneux se gonflent, ce qui produit le phénomène de l'*érection*. L'extrémité de la verge, un peu renflée, porte le nom de *gland;* la peau qui entoure la verge est très lâche, ce qui lui permet de se laisser distendre; elle forme à son extrémité un repli, le *prépuce*, qui recouvre plus ou moins complètement le gland.

II. LES PRINCIPALES MALADIES DES ORGANES GÉNITAUX MASCULINS

Nous ne ferons ici qu'une rapide énumération, destinée surtout à expliquer le sens exact de quelques termes techniques et nous reviendrons (p. 13) sur les maladies vénériennes proprement dites.

Phimosis : Etroitesse de l'orifice du prépuce, empêchant de découvrir le gland; le phimosis rend très difficile les soins de propreté. Il arrive parfois qu'un phimosis peu serré laisse découvrir le gland, puis, serré dans le sillon qui se trouve à la base, ce dernier ne peut plus être ramené en place : c'est ce qu'on appelle le *paraphimosis;* si la stricture est trop forte, le gland peut se gangréner; quand on ne peut vaincre le spasme par des bains tièdes ou froids, on est obligé de libérer l'organe par une petite incision. La *circoncision*, que certaines religions pratiquent dans un but rituel, consiste dans l'excision, plus ou moins complète, du prépuce; c'est le traitement curateur du phimosis.

Balanite ou **balanoposthite** : Inflammation du repli préputial, favorisée par le phimosis; peut être due au manque de propreté ou être d'origine blennorragique.

Uréthrite : Inflammation du canal de l'urèthre ; peut être simple (échauffement) et causée par une infection banale, mais est le plus souvent blennorragique.

Prostatite, Epididymite, Orchite : ces maladies (inflammations de la prostate, de l'épididyme, du testicule) sont le plus souvent d'origine blennorragique, aussi les verrons-nous à propos de cette affection (p. 14); l'orchite peut cependant résulter d'autres causes, en particulier des oreillons (*orchite ourlienne*). La conséquence la plus grave des orchites et des épididymites est d'amener l'oblitération du canal de l'épididyme, ce qui cause la stérilité si la lésion siège des deux côtés; cependant cette conséquence ne se produit pas dans tous les cas.

Impuissance génitale. — La stérilité résulte de l'absence de spermatozoïdes dans le liquide séminal, les fonctions viriles pouvant s'effectuer d'une façon normale; dans l'impuissance, au contraire, ces fonctions ne peuvent plus s'accomplir complètement. L'impuissance peut être le fait de l'âge, bien qu'on connaisse des vieillards encore très vigoureux au point de vue génital; elle résulte souvent aussi d'excès antérieurs, mais c'est dans l'épuisement nerveux qu'il faut en rechercher la cause la plus fréquente.

L'impuissant est un sujet souvent fatigué, presque toujours neurasthénique, qui est obsédé jusqu'à l'angoisse par son infirmité; à chaque tentative il se voit paralysé par la peur de ne pas arriver à ses fins et cette crainte lui enlève tous ses moyens. A la suite de quelques essais de ce genre, le malade tombe, en général, dans une mélancolie profonde.

Le médecin, comme il le fait pour toute maladie, cherche, au contraire, à trouver tout d'abord la cause du mal, afin d'instituer un traitement local, si l'impuissance est causée par une maladie des organes génitaux, ou un traitement général si c'est une dépression nerveuse qui est en cause; en même temps il agira sur le moral du sujet, lui recommandera expressément de ne faire aucune tentative de rapprochement avant que le désir n'en soit tout à fait impérieux. Certains médicaments, la cantharide, en particulier, sont des plus dangereux, parce qu'ils n'agissent qu'en déterminant une véritable inflammation, dont les conséquences peuvent être très graves.

III. HYGIÈNE DES ORGANES GÉNITAUX MASCULINS

L'hygiène locale est excessivement simple chez l'homme et se réduit à des soins de propreté minutieux dont on doit inculquer de bonne heure l'habitude aux enfants; les organes seront fréquemment lavés et savonnés en ayant soin d'atteindre le sillon qui sépare le gland du reste de la verge, où s'accumule le *smegma*, matière blanchâtre sécrétée par les glandes préputiales. Ces soins s'imposent avant et après les rapports sexuels.

Pour ce qui a trait à l'hygiène sexuelle proprement dite, nous renvoyons à la brochure spéciale qui sera publiée dans cette collection.

IV. LES ORGANES FÉMININS.

Les organes génitaux de la femme, profondément situés dans la cavité du bassin, se composent de deux ovaires, de deux trompes, d'un utérus, auquel fait suite le vagin se terminant par la vulve.

Les *ovaires* sont, comme les testicules, des glandes ovoïdes, mais dont la surface est rugueuse, parsemée d'élevures et de cicatrices; ils sont situés profondément dans le bassin. Certaines cellules de l'ovaire, en se différenciant et en augmentant de volume, formeront les *ovules*, dont la conjugaison avec les spermatozoïdes donnera naissance à l'embryon. L'ovule, qui atteint une dimension de deux dixièmes de millimètre, se trouve entouré d'une membrane et forme alors ce qu'on appelle un *follicule de Graaf*, faisant saillie à la surface de l'ovaire; lorsque l'ovule a atteint son plein développement, au moment d'une époque menstruelle, le follicule se déchire et l'ovule est expulsé; l'ovaire ne possède pas de canal excréteur aussi l'ovule tombe-t-il simplement dans le pavillon de la trompe.

Les débris du follicule forment un *corps jaune* qui diminue de volume et aboutit à une cicatrice au bout de six à huit semaines à moins qu'il n'y ait une grossesse, auquel cas le corps jaune volumineux persiste pendant toute sa durée.

Tout comme le testicule, l'ovaire sert encore à d'autres fonctions qu'à l'ovulation; c'est sa congestion périodique qui détermine le flux menstruel; la sécrétion interne qu'il déverse dans le sang agit sur d'autres organes. Lorsque cette sécrétion fait défaut, par suite d'insuffisance de la glande (*insuffisance ovarienne*) ou par son extirpation, il se déclare des troubles divers, des congestions passagères de la face, des bouffées de chaleur, suivies de sueurs, quelquefois de migraines, des modifications de caractère, de l'obésité, etc.

Les *trompes utérines* ou *trompes de Fallope* qui

font suite à l'ovaire ne sont pas unies à cet organe d'une façon intime ; elles présentent à leur origine un large pavillon, frangé, qui entoure l'ovaire et dans lequel tombe l'ovule, de façon que la trompe communique librement avec la cavité du péritoine. Les trompes sont des conduits flexueux, qui mesurent 10 à 12 centimètres de long, sur un diamètre de 2 à 4 millimètres à leur partie terminale, de 6 à 8 au niveau de leur origine ; l'intérieur est tapissé par une membrane muqueuse qui présente de nombreux plis longitudinaux et qui est revêtue de cils vibratiles, facilitant la migration de l'ovule. Les deux trompes se terminent dans l'utérus, à peu près au niveau de son fond ; leur rôle consiste à transporter l'ovule dans l'utérus lorsqu'il est tombé dans le pavillon au moment d'une époque menstruelle. L'*utérus* est un organe creux, à parois musculaires, très épaisses, il est situé à la partie centrale du bassin, en arrière de la vessie ; sa forme est celle d'un cône aplati, à sommet inférieur, ses dimensions moyennes sont de 6 à 7 centimètres de long sur 4 de large chez les femmes sans enfants, d'un centimètre de plus dans chaque dimension chez celles qui en ont eu.

L'utérus se divise en deux portions inégales, le *corps*, plus volumineux, est entièrement situé dans le bassin, et le col, dont une partie fait saillie dans le vagin ; c'est cette partie (*museau de tanche*) que l'on peut apercevoir lorsqu'on a dilaté le vagin par un spéculum ; le col présente un orifice arrondi chez les vierges et les femmes n'ayant pas eu d'enfants, plus ou moins déchiré chez celles qui ont eu plusieurs grossesses. La cavité utérine, longue de 5, 5 à 6, 5 centimètres, présente une capacité de 3 à 4 centimètres cubes (un peu plus forte chez la femme ayant eu des enfants) ; les parois ont une épaisseur de 2 centimètres. Au moment des règles l'utérus se congestionne et se ramollit; pendant la grossesse, il se distend d'une façon énorme et sa capacité peut atteindre 6000 à 7000 centimètres cubes.

L'utérus reçoit l'ovule qui lui parvient par la trompe et l'expulse avec le flux menstruel s'il n'est pas fécondé ; dans le cas contraire, il lui sert de réceptacle pendant toute la grossesse.

Le *vagin* est un conduit extensible, cylindrique quand il est distendu, aplati en temps ordinaire; il mesure 6 à 7 centimètres de long. Ouvert à sa partie inférieure, il s'insère en haut autour du col utérin en formant un cul-de-sac circulaire.

On donne le nom de *vulve* à l'ensemble des organes génitaux externes de la femme ; sa partie antérieure (*mont de Vénus*) forme une saillie arrondie plus ou moins recouverte de poils ; de chaque côté sont deux replis cutanés, également revêtus de poils à leur face externe (*grandes lèvres*), se réunissent en bas, en formant la *fourchette;* en dedans des grandes lèvres, se trouvent deux replis cutanés plus petits, qui sont les *petites lèvres* ou *nymphes*, circonscrivant l'orifice vulvaire, à la partie supérieure duquel s'ouvre le *méat urinaire*.

Chez la femme vierge, l'orifice vulvaire est fermé par une membrane incomplète, l'*hymen*, dont la forme est variable ; l'hymen est déchiré lors de la défloration, mais ne disparaît complètement qu'après un premier accouchement; les débris de l'hymen forment alors les *caroncules myrtiformes*.

Comme l'homme, la femme possède aussi des

organes érectiles, qui sont le *clitoris*, situé à la partie supérieure de la fente vulvaire, qui est l'homologue de la verge chez l'homme et les *bulbes du vagin*, situés sur les parois latérales de l'organe.

Pour être complet, il faut encore citer les *seins*, ou *glandes mammaires*, qui existent dans les deux sexes, mais qui ne se développent que chez la femme, au moment de la puberté. Ce sont deux glandes, de forme et de volume variables, situées en avant de la poitrine, dont le rôle est de sécréter le lait après l'accouchement.

V. LES PRINCIPALES MALADIES DES ORGANES FÉMININS

L'étude des fonctions des organes génitaux féminins (menstruation, fécondation, grossesse, accouchement, suites de couches) et celles des maladies qui viennent frapper ces organes si délicats nécessite, même si on n'en fait qu'une description sommaire, plus de place que nous ne pouvons disposer ici, nous la réservons par conséquent pour une autre brochure, qui paraîtra prochainement, et nous ne ferons qu'énumérer brièvement le nom des diverses affections féminines.

Les maladies qui atteignent l'appareil génital sont le plus souvent d'origine inflammatoire, c'est-à-dire infectieuse ; l'accouchement et ses suites, l'avortement bien plus encore, créent une prédisposition considérable aux infections (infection puerpérale), la blennorrhagie est ensuite l'origine la plus fréquente de ces maladies. La *vulvite*, la *vaginite*, la *métrite*, la *salpingite*, l'*ovarite* sont l'inflammation de la vulve, du vagin, de l'utérus, des trompes et des ovaires. A côté des maladies inflammatoires, il faut citer les tumeurs qui, chez la femme, frappent de préférence l'appareil génital ; ces tumeurs sont, les unes bénignes, c'est-à-dire sans tendance à l'envahissement des organes voisins, les autres malignes (cancers). Les premières peuvent créer des troubles plus ou moins graves par les hémorrhagies qu'elles déterminent, par la compression qu'elles exercent, etc., les secondes ont une marche fatalement progressive et se terminent toujours par la mort, si l'on n'intervient pas, par une opération pratiquée tout au début, alors que la tumeur est encore curable. Dans la brochure que nous consacrerons à ces maladies, nous insisterons tout particulièrement sur les signes de début qui permettront d'attirer à temps l'attention des malades.

VI. HYGIÈNE DES ORGANES GÉNITAUX CHEZ LA FEMME

Chez les enfants et chez la jeune fille, l'hygiène des organes génitaux se borne à des soins de propreté minutieuse, mais simple, à des lavages et des savonnages quotidiens, à quelques précautions pendant les règles (repos relatif, pas de fatigues). Chez la femme adulte, ces soins se complètent par des lavages internes, par des injections dont on abuse quelque peu. Les organes internes sont protégés par leurs sécrétions et ne risquent de s'infecter qu'au contact d'un corps étranger ; les injections sont utiles après les règles et après les rapports sexuels, mais, ici surtout, on commet d'énormes fautes, surtout quand l'injection est prise trop hâtivement.

Les injections vaginales demandent à être faites avec un certain soin, faute de quoi elles sont plus nuisibles qu'utiles ; tous les instruments doivent être rigoureusement propres, le bock, qui est l'appareil le plus recommandable, à cause de sa simplicité, ainsi que le tuyau doivent être fréquemment passés à l'eau bouillante et maintenus à l'abri de la poussière, les canules devraient toujours être bouillies et conservées dans une solution antiseptique ; l'eau qui sert à l'injection doit avoir bouilli ; enfin il faut se laver les mains avant de procéder à l'injection. Ces précautions, simples pourtant, ne sont prises que dans des cas exceptionnels ce qui est une grande faute et, répétons-le, mieux vaut se passer d'injections que d'en prendre dans de mauvaises conditions.

Il est complètement inutile, et même nuisible, de donner une trop forte pression, c'est-à-dire d'accrocher le bock trop haut, une douche trop violente ne pouvant que traumatiser l'utérus. L'eau pure, ou légèrement salée (une cuillerée à café par litre), mais bouillie, est le meilleur liquide ; l'usage des antiseptiques (sublimé, permanganate, etc.) est inutile et souvent mauvais, s'il n'y a pas d'indications spéciales, formulées par un médecin ; la meilleure température est de 35 à 40°, à moins qu'on ne vise un effet thérapeutique par une chaleur plus élevée.

L'impuissance génitale et la stérilité chez la femme. — Les fonctions importantes de la reproduction chez la femme ne sont pas influencées, comme celles de l'homme, par des phénomènes nerveux ; cependant, la femme qui n'éprouve pas, au moment des rapprochements, des sensations voluptueuses normales, se trouve en état d'infériorité. Nous traiterons ce sujet dans la brochure consacrée à l'hygiène sexuelle et nous ne voulons ici que signaler l'impuissance génitale due à des déchirures produites lors de l'accouchement, empêchant, par la suite, la bonne adaption des organes masculins et féminins lors des rapprochements; beaucoup de neurasthénies féminines et beaucoup de difficultés de ménage n'ont pas d'autre origine, or il faut savoir que cet état est facilement curable par une opération minime et sans danger.

La stérilité vraie est causée par l'absence d'ovulation, qui est rare; par contre l'étroitesse, la malformation de l'orifice utérin, une mauvaise position de l'utérus empêchent souvent la rencontre des éléments fécondants, ici encore la chirurgie, par des opérations faciles, sans danger, permet souvent la guérison complète.

VII. LES MALADIES VÉNÉRIENNES

Trop souvent on entend qualifier ces maladies de *secrètes*, de *honteuses*, comme s'il existait une hiérarchie parmi les gens qui souffrent, comme s'il existait, par contraste, des maladies nobles et honorables!

Le malheur de cette pruderie est que beaucoup de malades, surtout de jeunes gens, n'osent avouer leur mal, se soignent d'après des conseils de gens incompétents, au lieu de s'adresser au médecin dès le début, au moment où l'on peut agir vite et sûrement, où l'on peut, presque à coup sûr, éviter les complications.

Les maladies vénériennes sont au nombre de trois.

Le chancre simple ou *chancre mou* est une ulcération suppurante qui se manifeste quelques jours après un rapprochement suspect; à part des cas très rares, chez des sujets affaiblis, où l'ulcération a une tendance envahissante, cette maladie n'offre aucune gravité; quelques pansements suffisent à la guérir; mais, s'il n'a pas été traité dès le début d'une façon convenable, le chancre donne souvent lieu à l'inflammation et à la suppuration des ganglions de l'aine (*bubons*). De simples soins de propreté (eau et savon) suffisent pour s'en préserver, la maladie n'atteignant, en général, que des personnes peu soigneuses.

La *blennorrhagie* est causée par un microbe spécial, le *gonocoque*, qui s'inocule dans l'urèthre chez l'homme, dans le vagin chez la femme; trois à cinq jours après un rapprochement suspect, il se déclare, chez l'homme, un chatouillement au niveau du méat puis, le lendemain, un suintement clair, qui devient purulent et plus abondant, en même temps il se déclare de fortes douleurs au moment d'uriner. Laissée à elle-même, la maladie peut guérir en six à huit semaines, mais, plus fréquemment, passe à l'état chronique (*goutte militaire*); il n'y a alors plus qu'un léger écoulement matinal, sans douleur, la maladie est cependant encore contagieuse et peut se réveiller facilement; suivant son siège, la blennorrhagie chronique détermine des rétrécissements de l'urèthre, de l'hypertrophie (augmentation de volume) de la prostate.

Les principales complications frappent, chez l'homme, l'appareil urinaire où l'infection peut gagner la vessie (*cystite*) ou même l'uretère et le rein (*pyélonéphrites*), soit l'appareil génital où cette infection détermine surtout l'*épidydimite*, affection très douloureuse, produisant quelquefois la stérilité lorsqu'elle siège des deux côtés.

Le microbe peut aussi amener des rhumatismes graves, ainsi que d'autres affections plus rares.

Prise au début, avant l'écoulement purulent, la

blennorrhagie peut être traitée par la méthode abortive, qui amène la guérison en quelques jours.

Pour se préserver, en cas d'inquiétude sur les suites d'un rapprochement, on recommande des injections d'une solution faible de permanganate de potasse (o gr. 25 à o gr. 50 par litre).

Chez la femme, l'infection ne reste pas longtemps localisée à l'urèthre, rectiligne et très court; après avoir frappé la vulve et le vagin, elle gagne facilement l'utérus et les trompes en donnant des métrites et des salpingites, souvent très difficiles à guérir; comme chez l'homme, la maladie a une durée bien plus courte lorsqu'elle est traitée dès les premiers signes. L'injection vaginale antiseptique, au permanganate au millième, est un bon moyen de préservation pour la femme.

La *syphilis* est la plus grave des maladies vénériennes. Elle débute par un *chancre*, sorte d'ulcération indolore, arrondie, à fond dur, s'accompagnant d'une inflammation, également indolore, des ganglions de l'aine, qui sont durs, sans tendance à la suppuration. Plus tard surviennent diverses éruptions, des plaques muqueuses, etc. Après cette période dite secondaire, la maladie peut rester silencieuse pendant de nombreuses années, pour se réveiller souvent, au moment de la période tertiaire, par des accidents excessivement graves (gommes, ataxie locomotrice, paralysie générale). Seul le traitement, qui a fait beaucoup de progrès depuis quelques années, lorsqu'il est institué dès le début et suivi avec persévérance, peut mettre à l'abri de ces terribles accidents. Les accidents sont à peu près les mêmes dans les deux sexes : chez la femme, la syphilis produit l'avortement pendant la période active, plus tard elle retentit sur l'enfant auquel elle confère des lésions diverses ou des malformations.

Il n'existe pas de préservatif infaillible de la syphilis; d'une façon générale, l'emploi d'un corps lubrifiant tel que la vaseline, appliqué avant le rapprochement, suivi, après l'acte, d'un savonnage soigneux, est une excellente précaution qui n'a rien d'infaillible, mais qu'il est facile d'appliquer en tout endroit; on peut aussi, ce qui serait préférable, se frictionner, après le rapprochement, pendant cinq minutes, avec une pommade au calomel (un tiers de calomel pour deux tiers de vaseline).

LA ROCHE-SUR-YON. — IMPRIMERIE CENTRALE DE L'OUEST.

www.ingramcontent.com/pod-product-compliance
Ingram Content Group UK Ltd.
Pitfield, Milton Keynes, MK11 3LW, UK
UKHW020458220726
13923UKWH00006B/2619